Ueber

Apotheken.

Von

Dr. *H. F. Link.*

(Aus dem dritten Bande der Med. chir. Encycl. besonders abgedruckt.)

Berlin,
bei J. W. Boike.

1829.

Die Apotheken machen einen der wichtigsten Gegenstände der medizinischen Polizei nicht allein, sondern der Heilkunde überhaupt aus. Wenn der Arzt nicht weifs, ob das Arzneimittel gegeben wurde, welches er verordnete, wenn er nicht weifs, ob das Arzneimittel in dem gehörigen Zustande und gehörig zubereitet gegeben wurde, so ist er nicht im Stande, ärztliche Erfahrungen zu machen. Manche medizinische Beobachtungen würden ganz anders erscheinen, wenn man die Mittel genau kennte, deren Wirkungen der Arzt beobachtete. Es ist oft schwer, Zutrauen zu der Medicin zu behalten, wenn man sieht, wie sie nicht selten ihren Gang ruhig fortsetzte, ohne sich um den Zustand der Pharmacie zu bekümmern, der hinter ihrem Rücken grofse Veränderungen erlitt.

Es scheint daher beim ersten Blicke am zweckmäfsigsten, wenn der Arzt selbst die Mittel sammelt und bereitet, welche dem Kranken zu reichen sind. So mag allerdings der erste Zustand der Arzneikunde gewesen seyn. Aber es ist eine theoretische Voraussetzung, und bestimmte Nachrichten fehlen darüber. Dafs die griechischen Aerzte die Arzneien selbst bereiteten, und dafs ihre Schüler sie eingaben und den Kranken beobachteten (*Sprengel's* Geschichte der Arzneikunde Bd. 1. S. 35.) geht keinesweges so bestimmt aus dem Hippokratischen Buche vom Anstande hervor, als man vorgiebt. Ueber den unkritischen fast lächerlichen Aberglauben der Aerzte, und besonders der Geschichtschreiber der Arzneikunde an einen *Hippocrates,* habe ich in den Abhandlungen der Berliner Akademie der Wissenschaften für 1815 geredet. Es kann hier davon die Rede nicht seyn.

Der Umfang der Arzneikunde mufste schon früh eine Trennung der Geschäfte verursachen, welche zur Heilkunde in engerer Bedeutung, und zur Einsammlung und Zubereitung der Arzneimittel gehörten. Rhizotomen und Pharma-

1

copolen kommen schon beim *Theophrast* vor (Histor. plant. L. 9. c. 8. p. 5. ed. *Schneid.*), und wenn auch keine Apotheken in der jetzigen Form vorhanden waren, so wurde doch mit Arzneimitteln schon gehandelt. Bei den Römern hiefsen die Apotheken Seplasiae. Dieses ergiebt sich aus folgender merkwürdigen Stelle beim *Plinius* (Hist. nat. L. 34. c. 11.): „Alles dieses wissen die Aerzte nicht — mit ihrer Erlaubnifs sey es gesagt — viele kennen kaum die Namen der Arzneimittel; um so weiter sind sie davon entfernt, die Arzneien selbst zu bereiten, welches sonst das eigenthümliche Geschäft der Heilkunst war. Wenn sie zum Schaden der Patienten ihre Hefte (*commentaria*) probiren wollen, so trauen sie den Apothekern (*Seplasiae*), welche die Arzneimittel immer verfälschen, und alte Pflaster und Augensalben (*collyria*) und verlegene Waare (*tabes mercium*) verkaufen." Ich bemerke hierzu Folgendes. Der Ausdruck *collyria* heifst hier vermuthlich Augensalbe, aber diese Bedeutung ist keinesweges die gewöhnliche, sondern die Alten benannten auch Zäpfchen mit diesem Namen, deren sie sich viel häufiger bedienten, als wir, und zwar für Ohren und Nase, wo es jetzt nicht mehr geschieht. Das Wort *Seplasia* oder *Seplasium*, hiefs ursprünglich ein Ort, wo Salben verkauft wurden. Die Veranlassung zu dem Gebrauche der Salben gaben ohne Zweifel die Kampfübungen mit nacktem Körper in einem warmen Lande, woraus dann die Pflege des nackten Körpers zur Gewohnheit wurde, und mit ihr der fast tägliche Gebrauch der Bäder, so wie der Salben, und als die Ueppigkeit stieg, der wohlriechenden, mannichfaltig zusammengesetzten Salben. Man nahm ein Bad nach Ermüdungen aller Art, man rieb den Körper mit erquickenden Salben (ἄκοπα), und der Uebergang zu den zusammengesetzten äufserlichen Arzneimitteln war leicht. So läfst sich wohl einsehen, wie der Salbenbereiter ein Pharmaceut wurde, zumal da die ersten innerlichen Arzneien höchst einfach waren und keiner künstlichen Bereitung bedurften. An einer andern Stelle sagt *Plinius* (L. 22. c. 24.): „Die Natur hat keine *cerata*, *malagmata*, *emplastra*, *collyria*, *antidota* gemacht, diese sind trügerische Erfindungen (*commenta*) der Officinen." Wir haben hier die Reihe der damals am meisten üblichen Formen der Arzneimittel, wobei zu bemerken ist, dafs *antidota* alle Latwergen (*electuaria*) sind, dickflüssige Mischungen, wie die Salben, gleichsam Salben für den Magen. Auch sehen wir, dafs vormals das Wort Officin, wie jetzt, eine Apotheke bedeutet. Dagegen war *Apotheca* ein Weinlager (*Columella* de re rust. L. I. c. 6. p. 20.). *Pharmacopolae* hiefsen Marktschreier, wie aus *Cato's* Rede beim *Galenus* (L. I. c. 15.) hervorgeht: Ihr hört einen Schwätzer wohl an (*auditis*), sagt er, aber Ihr hört nicht auf ihn (*auscultatis*), wie Ihr es mit einem Pharmacopola macht, denn dessen Worte hört Ihr wohl an, aber kein Kranker wird sich ihm anvertrauen. Eben dieses beweiset auch die Stelle beim *Maximus Tyrius*, welche *Beckmann* (Gesch. der Apotheken in d. Beitr. z. Gesch. der Erfindungen Th. 2. S. 493.) anführt, ungeachtet er nicht denselben Schlufs daraus zieht. Der Ausdruck *Medicamentarii* kommt nur einmal, so viel ich weifs, beim *Plinius* vor (L. 19. c. 6.), und das Wort scheint Bereiter von Arzneimitteln zu bedeuten, ist aber vielleicht ein gesuchter Ausdruck, wie sie *Plinius* oft hat; im Codex Theodosian. werden, wie *Beckmann* anführt (S. 492.), Giftmischer so benannt, und dieser Ausdruck mag wohl der eigentliche seyn, welchen *Plinius* in seinem Hasse gegen die Arzneikunde auf Apotheken und Arzneikunst selbst (*Medicamentaria ars* des *Chiron* L. 7. c. 56.) anwandte. Die *Pigmentarii* werden nur in den Pandekten genannt, als solche, denen man verbietet, heftige Arzneimittel zu verkaufen (*Beckmann* S. 492.). Ich weifs nichts Bestimmtes darüber.

Galen, welcher bekanntlich nach *Plinius* lebte, vergleicht den Arzt mit einem Architekten, denn wie dieser sich verhalte gegen die Baumeister, Handwerker und andere Künstler, so stehe der Arzt gegen seine Diener, die Rhizotomen, Salbenbereiter, Köche, Pflasterschmierer, Umschlägemacher, Klystiersetzer, Aderlasser und Schröpfer (Comment. 5. in libr. 6. epid. p. 507. ed. Basil.). Hier folgt auf den Rhizotomen, den Kräutersammler sogleich der Salbenbereiter, und dann folgen die andern weniger bedeutenden Geschäfte; von Pharmakopolen u. s. w. ist nicht die Rede. Der Ausdruck Salbenbereiter (μυρεψοὶ) bedeutet ohne Zweifel dasselbe, was *Seplasarii* der Römer. Ich finde nicht, dafs der Stolz der damaligen Aerzte aus dieser Stelle hervorgehe, wie *Sprengel* meint (Gesch. d. Arzneikunde Th. 1. S. 551.), denn die Vergleichung ist nicht unrichtig, und noch weniger, dafs die Aerzte von ihren Dienern die Arzneimittel bereiten liefsen, wie andere geglaubt haben. Es ist nur die Rede von der Hülfsleistung, welche eine Kunst der andern, ein Gewerbe dem andern gewährt, und weiter sagt der Ausdruck Diener (ὑπηρεταὶ) nichts. Von einer Aufsicht des Staats auf die Apotheker und Aerzte findet man nicht die geringste Nachricht bei den Alten.

Ueber den spätern Zustand der Apotheken haben wir wenige Nachrichten. Aus den Zeiten der Byzantiner führe ich folgende Stelle an, welche der fleifsige *Beckmann*, so viel ich weifs, zuerst aufgefunden hat (S. 517.). Am Byzantinischen Hofe hatte der Kleiderdiener, so wie am Eisenachschen Hofe noch im sechszehnten Jahrhunderte der Silberdiener, sagt *Beckmann*, die Reiseapotheke zu besorgen. Constantin Porphyrogeneta (de ceremoniis aulae Byzantinae, Lips. 1751. fol. I. p. 270.) verlangt, das kaiserliche Vestiarium solle führen: Theriak, Henitzin (was noch niemand, auch *Reiske* nicht, erklärt hat), und andere Gegengifte, sowohl zubereitete als einfache, für Vergiftete, ferner Pandecta (vermuthlich kleine Apotheken) mit mancherlei Oelen und Heilmitteln, und mancherlei Pflastern und Salben und Umschlägen und andern Arzneibereitungen, und Kräutern und was sonst zur Arznei für Menschen und Vieh gehört.

Die Araber bereicherten den Arzneivorrath mit vielen Mitteln, aber in welchem Zustande die Apotheken bei ihnen waren, wissen wir nicht. Keineswegės wurde aber zuerst in Afrika die Pharmacie von der Medicin getrennt, wie *Conring* meinte und *Beckmann* mit ihm, auch konnte diese Trennung nicht durch *Constantinus Afer* von den Arabern nach Italien, und durch arabische Aerzte nach Spanien gebracht werden, denn sie bestand schon unter den Römern, wie die oben angeführten Stellen von *Plinius* beweisen. Da jedoch die Aufmerksamkeit der Polizei zuerst, wie es scheint, unter den Arabern auf die Verkäufer von Nahrungsmitteln gerichtet wurde, so ist es auch wahrscheinlich, dafs sie die Verkäufer von Arzneimitteln nicht ganz aufser Acht liefsen.

Vielleicht war es nur bei diesen Vorgängern möglich, dafs eine schon sehr ausgebildete medicinische Gesetzgebung für die Apotheken in Neapel und Sicilien unter Kaiser *Friedrich II.* auftreten konnte. Sie ist die Grundlage aller Medicinalordnungen in ganz Europa geworden. Sie findet sich in *Lindenberg's* Codex Legum antiquarum, Francof. 1613. p. 807. und ist daraus durch *Möhsen* (Geschichte der Wissenschaft in der Mark Brandenburg, Berl. 1781. S. 374.), *Beckmann* (a. a. O. S. 497.) und *C. L. Reinhard* (Beitr. zur Gesch. d. Apotheken, Ulm 1825. S. 3.) bekannter geworden. Man hatte Confectionarii, welche die Arzneien bereiteten, und Stationarii, welche sie verkauften. Apotheca hiefs das Waarenlager selbst. Die Confectionarii wurden in Eid genommen, dafs sie die *confectiones secundum formam praedictam* machen wollten, auch mufsten sie sich, ehe sie die Erlaubnifs erhielten ihr Geschäft auszuüben, einer Prüfung von dem Collegium der Aerzte zu Salerno unterwerfen. Die Stationarii durften nur nach einer Taxe die Arzneien verkaufen, und es wurde schon ein Unterschied gemacht zwischen Arzneien, welche nur ein Jahr ohne zu verderben aufbewahrt werden können, und solchen, welche länger. Die Aerzte waren gehalten, auf die Zubereitung der Arzneien Acht zu haben, sie mufsten schwören: *servare formam curiae hactenus observatam*, auch die Mängel, welche sie bemerkten, anzeigen, aber sie durften selbst keine Station oder Apotheke besitzen, und eben so wenig mit einem Confectionarius in eine Verbindung treten. Electuaria, Syrupi und andere Arzneimittel mufsten mit einem vorschriftsmäfsigen Zeugnisse eines Arztes versehen seyn, dafs sie nach den gesetzlichen Vorschriften verfertigt wären. In Mailand, Rom, Venedig, Genua und in andern Städten von Italien, mufsten die Confectionarii und nachher die Apotheker obigen Eid jährlich ein- bis zweimal ablegen, auch durften sie keine Arzneien in grofser Menge verkaufen, wenn sie nicht vorher von den Vorgesetzten der medicinischen Collegien geprüft worden, damit das Publikum von der Güte versichert wäre (*Möhsen* S. 375.).

Der letzte Umstand brachte die Arzneimittel in den Handel. *Möhsen* (a. a. O. S. 375.) hat gezeigt, dafs zuerst eine Apotheke in Deutschland Niederlagen nicht allein von Arzneien, sondern auch von Materialwaaren und Gewürzen bedeutete, und Apotheker hiefs ein Droguist oder Materialist. In Norddeutschland unterscheidet das Volk noch immer die Medicinapotheken, in Ostpreufsen die Doctorapotheken, ja in einer Kabinetsordre von Friedrich II. im Jahre 1786 kommt noch der Ausdruck Medicinapotheke vor. Die von *Reinhard* aus den Jahren 1285 und 1378 angeführten Apotheker, waren gewifs nur Materialisten; es ist Schade, dafs der sonst sehr fleifsige Sammler weder *Möhsen's* noch *Beckmann's* Schrift gekannt hat. Wie nun nachher die Apotheken in der jetzigen Bedeutung aufserhalb Italien sich entwickelt haben, läfst sich geschichtlich nicht nachweisen. Wohl nicht aus dem Waarenlager der Droguisten oder Materialisten, denn beide Geschäfte stehen in den früheren Zeiten schroff gegen einander, und nicht selten geriethen sie in Streit, eher aus den Zuckerbäckereien. Die Bereiter von Arzneien hiefsen, wie oben gesagt wurde, Confectionarii, der Name Confect rührt daher, und alle Apotheker waren zugleich Zuckerbäcker, und sind es bis auf die neusten Zeiten gewesen. Bei Verleihung eines Privilegiums wurde ihnen zur Pflicht gemacht, der Behörde Zuckergebacknes — conficirten Zucker, Konfectiones und Labnisse nennt sie das Hallische Privilegium — abzuliefern, und *Möhsen* meint, dafs die Neigung der Behörden zu solchen Labnissen vielen Apothekern möge das Privilegium verschafft haben.

Die erste Apotheke zu Berlin erhielt 1488 ihr Privilegium und *Möhsen* kennt kein früheres. Er führt zwar eine weit frühere Apotheke zu Leipzig von 1409 an, welche mit der Universität dahin gekommen seyn soll, doch zweifelt er, ob sie eine Materialhandlung oder wirkliche Apotheke war. Aber es ist nicht wahrscheinlich, dafs eine Materialhandlung damals zuerst in eine schon berühmte Handelsstadt gekommen sey, noch dazu mit einer Universität, eher läfst es sich von einer zum Theil wenigstens wissenschaftlichen Anstalt, wie eine Apotheke, vermuthen. *Reinhard* führt in der oben erwähnten Schrift (S. 13.) an, dafs 1436 *Hans Würker*, Lehrer in der Arznei von der Stadt Ulm auf 10 Jahre angenommen wurde, die Apotheken zu bewahren und zuzusehen, dafs gerechte Arznei da sey. Im Jahre 1457 erhielt *Hans Kettner*, inwendiger Arzt zu Stuttgart die Erlaubnifs, eine Apotheke einzurichten (*Sattler's* Gesch. v. Würtemb. Bd. 5. S. 329.), und 1461 ward derselbe von der Stadt Ulm auf 3 Jahre angenommen, die Apotheken zu bewahren mitzusehen (*Reinhard* Beitr. S. 7.). Es läfst sich auch wohl erwarten, dafs hierin, wie in andern Sachen, die süddeutschen Städte den norddeutschen vorgingen. Im Auslande waren noch früher Apotheken. *Eduard III.* gab schon 1345 einem Apotheker zu London, *Coursus de Gangeland*, für die Sorgfalt und Aufwartung, die er dem Könige bei seiner Krankheit in Schottland bewiesen, jährlich ein Gehalt von 27 Pfd. 7 Sch. 6 Pence (*Anderson's* Gesch. d. Handels Th. 2. S. 365.). In Frankreich waren die Apotheker schon 1484 zünftig, und nirgends wurde so sehr auf die Zunfteinrichtung der Apotheken gehalten, als dort. Auch ist der Ausdruck Maitre Apoticaire länger in Frankreich gewöhnlich geblieben, als Meister in Deutschland, wo die Apotheker sich bald der Zunft der Kaufleute anschlossen. Nach Norden kamen die Apotheken später. In Stockholm wurde die erste in der Mitte des sechszehnten Jahrhunderts eingerichtet, und 1648 die erste zu Upsala von einem Thüringer, von dem die Grafen *Gyllenborg* abstammen (*Beckmann* S. 516.). Im Jahre 1581 sandte Königinn *Elisabeth* einen Apotheker, *James Frenchem* aus England nach Rufsland an Zaar *Iwan Wassiljewitsch* (*W. M. Richter's* Gesch. der Medic. in Rufsland, Moskwa 1813. Th. 1. S. 311.). Nachrichten von der Einführung der Apotheken in den einzelnen Städten von Deutschland kann man bei *Beckmann* (S. 504 folg.) nachsehen.

Aufser der ältesten Medicinal-Ordnung von Kaiser *Friedrich II.*, deren oben gedacht wurde, ist die älteste bekannte Apothekerordnung, so viel ich weifs, die der Stadt Ulm vom Jahre 1492, welche *Reinhard* in der oben angeführten Schrift mittheilt. Man kann die Ulmer Apothekerordnungen, wie *Reinhard* sagt, so ziemlich als die allgemein gesetzlichen Bestimmungen in Deutschland ansehen, weil nicht allein die Stadt Biberach 1594, sondern auch die Stadt Speyer 1628 und die Städte St. Gallen, Constanz und München 1638 sich diese Ordnung erbaten. Dafs die erste von 1491 noch sehr unvollkommen war, läfst sich erwarten, aber es ist doch schon in ihr bestimmt, dafs kein Arzt und kein Kaufmann zusammengesetzte Arzneien bereiten und verkaufen solle; es liegt ferner schon der Anfang der Visitationen darin, dafs die grofsen Composita nicht sollen bereitet werden, ohne den Aerzten vorher die Ingredienzien zu zeigen, und endlich dafs auch die Gesellen und Knechte von einem geschwornen Arzte sollen geprüft werden.

Die Apothekerordnungen nahmen nun in verschiedenen Ländern einen verschiedenen Gang; in einigen wurden sie immer geschärft, so wie die Erfahrung neue Fälle gab, wo Schärfung nöthig schien, in andern hingegen liefs man von der Strenge immer mehr nach, und in einigen hörte alle vom Staat bestimmte Apothekerordnung gänzlich auf. Das Letztere war der Fall in England, wo alle Vereinigung und Innung der Apotheker eine Privatsache wurde. Es ist gar oft die Frage gewesen, ob eine gesetzliche Apothekerordnung nöthig und nützlich sey. Viele meinen, dafs die Concurrenz dasselbe ausrichten werde, was die Verordnungen des Staats bezwecken, ja dafs sie es noch weit besser ausrichten werde, als diese es vermögen, denn alle Bemühungen der Medicinalpolizei sind doch nicht im Stande, jeden Betrug oder jeden Fehler der Apotheker zu verhüten. Warum, sagen sie, giebt man der Medicinalpolizei nicht auch eine Aufsicht über die Nahrungsmittel überhaupt, ja sogar über die Bekleidung der Menschen, denn auch diese kann höchst ungesund und schädlich, ja mit der Zeit tödtlich eingerichtet werden. Aber, setzen sie hinzu, die Medicinalbehörde erkennt hierin ihr Unvermögen nur zu sehr, denn es ist noch kein halbes Jahrhundert verflossen, als die Aerzte gelbe Pflaumen in's Wasser werfen liefsen, damit keine Ruhr entstehen sollte, oft gerade zu der Zeit, wo eine gallichte Ruhr durch Obst im Entstehen konnte gehindert werden; ja vor noch kürzerer Zeit befahl man, dafs

keine

keine unreife Kartoffeln zu Markte kommen sollten, ohne zu bedenken, ob der Ausdruck Reife hier eine Bedeutung habe. Gerade darin, kann man ihnen einwenden, liegt der Grund für jede gesetzliche Apothekerordnung. Ob der Arzt Wechselfieber mit Arsenik behandeln dürfe, oder nicht, das mufs der Staat allein den Aerzten überlassen, wohl aber kann er dafür sorgen, dafs der Arzt, wenn er es vorschreibt, reine arsenige Säure auch mit Kali gehörig verbunden erhalte. Ob China und Schierlingsextrakt zur rechten Zeit angewendet werden, oder überhaupt wirksam seyn mögen, mufs der Staat den Aerzten überlassen, aber, dafs China und Schierling in den Apotheken vorhanden, dafs sie richtig bestimmt und von der besten Art vorhanden sind, dafür kann und mufs der Staat sorgen. Die Concurrenz kann wohl bestimmen, welcher Bäcker das beste oder das gröfste Brodt backe, ob das Tuch dauerhaft sey oder nicht, aber nicht über die Güte der Arzneimittel. Denn der Grund, ob ein Mittel zu wenig oder zu stark wirkte, kann an dem Arzte sowohl, als dem Apotheker, und endlich an der Wissenschaft selbst liegen, welches der Einzelne nicht ermitteln wird. Auch die Concurrenz der Aerzte, indem sie eine Apotheke der andern vorziehen, kann hier nichts ausmachen, denn, Menschlichkeiten abgerechnet, haben die sehr beschäftigten Aerzte, die nur allein die Concurrenz bilden können, nicht die Zeit, andere Versuche anzustellen, als auf Leben und Tod. Auch haben die Staaten, wo die Gewerbefreiheit in neuern Zeiten eingeführt ist, das Apothekergewerbe davon ausgeschlossen, und eine Stadt, welcher wegen vieler vortrefflichen Einrichtungen eine bedeutende Stimme zukommt, die Stadt Hamburg, hat im Jahre 1818 die Freiheit des Apothekergewerbes beschränkt, und eine Medicinalordnung gegeben, welche im Wesentlichen der preussischen nachgebildet ist.

Ich will nun eine kurze Vergleichung der Verordnungen für Apotheker in drei bedeutenden Staaten anstellen, Preufsen, Oesterreich und Frankreich. Ich wähle diese aus einem doppelten Grunde, erstlich weil sie mir die besten scheinen, und zweitens weil ich sie am besten kenne. Denn für die ersten haben wir das schätzbare Werk: Die

Königlich Preufsische Medicinalverfassung, von *F. L. Augustin*, Potsdam 1818. 2 Bde. Dritter Bd. enthaltend die Medicinalverordnungen von 1818 bis 1823. Potsd. 1824. Viert. Bd. enth. die Medicinalverordnungen von 1823 bis 1827. Potsd. 1828. Für Oesterreich: Sammlung der Sanitätsverordnungen für das Erzherzogthum Oesterreich unter der Ems von *Ed. v. Guldener Edl. v. Lobes*, Th. 3 — 5. Wien 1824. 1825., eine Fortsetzung der *v. Ferro*'schen Sammlung, daher sie mit 1807 und dem dritten Theile anfängt. Die Organisation des französischen Apothekerwesens gründet sich auf das Gesetz vom 11. Germinal l'an IX. (11. März 1803.), welches die Errichtung von Ecoles de Pharmacie befiehlt, und auf das Gesetz vom 25. Thermidor dess. Jahres (12. August), welches ein Reglement für die Ecoles de Pharmacie enthält.

Es läfst sich nicht läugnen, dafs den meisten Apothekern ihr Privilegium ausschliefsend gegeben wurde; man setzte in der Regel hinzu, es solle keine andere Apotheke an demselben Orte eingerichtet werden. Aber der Staat konnte nicht Wort halten; die steigende Bevölkerung, und wo auch dieses der Fall nicht war, die Gewöhnung der Menschen an wahre Aerzte, welche von den Hausmitteln zu den Apotheken führten, machten die Ansetzung mehrerer Apotheker an einem Orte durchaus nothwendig. Ueberdiefs wurden die ausschliefsenden Privilegien als dem allgemeinen Besten schädlich aufgehoben. In Oesterreich wird im Durchschnitt eine Bevölkerung von 3000 bis 4000 Seelen als hinreichend für eine Apotheke angenommen, und es kann auf die Errichtung einer neuen angetragen werden, wenn die hinreichende Menschenzahl vorhanden ist. Wenn jemand im Preufsischen die Anlegung einer neuen Apotheke für nöthig findet, so wendet er sich an die Kreis-Polizeibehörde, um nach Rücksprache mit dem Phyiscus von dem Oberpräsidenten die Erlaubnifs zu bewirken. Für zureichende Gründe werden angenommen: eine bedeutende Vermehrung der Volksmenge, bedeutende Erhöhung des Wohlstandes. In den drei grofsen Städten Berlin, Königsberg, Breslau wird die Entscheidung der Frage über die Anlegung neuer Apotheken von dem Polizeipräsidio, im Einverständnifs mit dem Stadtphysicus, allemal unmittelbar von dem Medicinal-Ministerium nachgesucht. In Frankreich sind gar keine Privilegien, sondern es können sich an einem Orte so viele Apotheker niederlassen, als wollen, vorausgesetzt, dafs sie die gehörigen Prüfungen bestanden haben, und sich den übrigen Medicinalgesetzen unterwerfen. In den Preufsischen Rheinprovinzen, wo noch französische Gesetze gelten, wurde dieses sehr bald aufgehoben.

Wenn das Gesetz Beschränkung der Zahl der Apotheken verlangt, so spricht es damit aus, dafs der Apotheker wohlhabend bleiben und nicht leicht in Gefahr kommen soll, Schulden wegen das Geschäft aufzugeben. Es setzt voraus, dafs der wohlhabende Mann nicht so leicht sich zum Betruge hinreifsen läfst, als ein armer. Das ist in der Erfahrung gegründet. Aber die Zahl von 3 bis 4000 Menschen auf die Apotheken kann auf dem platten Lande zu grofs werden, in der Stadt zu klein. Es kommt also in Betracht, ob die Menschen weit auseinander wohnen oder nicht. Ob es aber in Betracht kommen müsse, dafs die Menschen umher wohlhabend seyen, ist zweifelhaft.

Ungeachtet der Gewerbefreiheit in den preufsischen Ländern sind doch die Privilegien der Apotheker nicht aufgehoben, und die Realgerechtigkeit zum Betriebe des Apothekergewerbes, wo sie wirklich bestand, dauert fort. Nur ist die Uebertragung derselben auf einen persönlich qualificirten Apotheker nothwendig. Eine blofse Gewerbeberechtigung geht zwar auf die Wittwen und minorennen Kinder über, und ein geprüfter Provisor kann die Apotheken verwalten, aber keinesweges auf andere Erben, und eben so wenig kann sie verkauft werden.

Alle Vereinigung der Apotheker unter einander ist im Preufsischen nur Privatsache, wie in Frankreich und England; in Oesterreich treten die Apotheker einer Stadt oder eines Districts in ein Gremium zusammen. Der Nutzen davon ist nicht einzusehen, der Schaden kann grofs werden.

Die Servirzeit eines Gehülfen ist im Preufsischen auf fünf Jahre festgestellt, in Oesterreich auf zwei, doch werden im Preufsischen zwei Jahre erlassen, wenn der Gehülfe nach vollendeten drei Jahren der Dienstzeit, Botanik, Chemie, Physik, Pharmacie und Pharmakologie durch zwei volle Semester, wo er jedoch nicht servirt, fleifsig gehört hat. Für die Lehrlinge sind in beiden Ländern vier Lehrjahre wenigstens angesetzt. In Oesterreich mufs der Lehrling, oder Lehrjunge, wie er dort heifst, eine dreimonatliche Probezeit aushalten, um zu sehen, ob er tauglich sey; im Preufsischen mufs der Physicus ihn prüfen, ob er die gehörigen Kenntnisse in der lateinischen Sprache habe. Aber die macht es allein nicht aus. Auch kann der Lehrling nicht eher Gehülfe werden, als bis ihn der Physicus geprüft, und dieser mufs auch bestimmen, ob der Lehrherr dem Lehrlinge 6 Monate von der gesetzlichen Lehrzeit erlassen darf. In Oesterreich wird dem Physicus zu diesem Zwecke ein Apotheker beigeordnet auf dem Lande; in den Städten geschieht es von dem Generalvorsteher und zwei Mitgliedern. In Frankreich kann niemand Apotheker werden, welcher nicht acht Jahre seine Kunst in einer gesetzmäfsig errichteten Apotheke erlernt hat. Diejenigen aber, welche drei Jahre Vorlesungen in einer der Ecoles de Pharmacie — deren sechs im Reiche sind, in jeder der sechs gröfsten Städte von Frankreich eine — gehört haben, dürfen nur drei Jahre in einer Apotheke gewesen seyn. Der Unterschied zwischen Lehrling und Gehülfen ist, wie es scheint, aufgehoben.

Die alte Zunfteinrichtung, dafs der Apotheker in einer Apotheke Dienste thun müsse, läfst sich nicht abschaffen. Es gehört grofse Fertigkeit zur Ausübung der Apothekerarbeiten, da sie bei manchen Gelegenheiten mit grofser Schnelligkeit müssen verrichtet werden. Ueberdies würde es den Apothekern an Arbeitern fehlen, da sie doch nicht Alles selbst verrichten, und auch nicht unwissende Arbeiter gebrauchen können. Vier Lehrjahre scheinen zu viel, wenn der Jüngling mit einiger Bildung die Lehrjahre antreten soll, und man könnte die Zahl um die Hälfte abkürzen. Diese Zeit ist hinreichend genug, um sich so viel Kunstfertigkeit zu erwerben, als nöthig ist; sie wird desto leichter erworben, je älter und je gebildeter der junge Mensch ist. Was er nachher aufser seinem Geschäft erlernt, ist nicht bedeutend. Die französische Einrichtung ist unstreitig die Beste, wenn man von den gesetzmäfsig bestimmten Jahren, zwei für den Lehrlingsstand annimmt. Die Apotheker haben eine grofse Neigung Lehrlinge anzunehmen, die sie nicht zu bezahlen brauchen, und ein weises preufsisches Gesetz erlaubt daher nicht, Lehrlinge anzunehmen ohne Gehülfen, und nicht mehr als Gehülfen.

Es ist ein grofser Schritt für die Ausbildung des Apothekers, dafs die preufsische Regierung wie die französische, eine Erlassung von Dienstjahren festsetzt, wenn der junge Mann auf einer Universität oder in einer Ecole de Pharmacie Vorlesungen hört. Drei Jahre hindurch, nach der französischen Einrichtung, scheint zu viel, besonders da in Frankreich die ganze Dienstzeit nur zu acht Jahren festgesetzt wird; ein Jahr zu wenig. Wenn man von neun Dienstjahren zwei Lehrlingsjahre abzieht, eines dem Gehülfsjahre zurechnet, und dann auf zwei Jahre drei Jahre erläfst, so hat man ein Mittel zwischen den verschiedenen Einrichtungen. In Oesterreich ist, so viel ich weifs, nichts dieser Art geschehen.

In Frankreich werden die jungen Leute fast gezwungen, in einer Ecole de Pharmacie Vorlesungen zu hören, da sie dann nur überall im Reiche Apotheken übernehmen können. Im Preufsischen liefse sich ein viel gelinderer Zwang dadurch anbringen, wenn diejenigen, welche Assessoren oder Räthe bei den Medizinal-Collegien werden wollen, Vorlesungen auf einer Universität müssen gehört haben. Die Franzosen haben in neueren Zeiten die Trennung wissenschaftlicher Anstalten sehr geliebt, und die Ecoles de Pharmacie sind auf diese Weise entstanden; wir Deutschen bleiben bei den Universitäten. Unstreitig lenkt die Trennung der Anstalten auf einen besondern Gegenstand die Aufmerksamkeit; mehrere Männer beschäftigen sich damit ausschliefslich und es werden neue Thatsachen entdeckt. Aber wenn es nach der Anhäufung von Thatsachen darauf ankommt, sie zusammenzustellen und zu verknüpfen, dann hat die deutsche Einrichtung den Vorzug. Die preufsische Verordnung macht den jungen Leuten zur Pflicht, nur wenige Vorlesungen anzuhören; vielleicht liefse sich eine oder die andere Wissenschaft hinzufügen, z. B. Naturgeschichte und Mineralogie, dagegen aber Pharmacie streichen, die mit der Pharmakologie zusammenfällt; aber es ist sehr weise, dafs man ihnen nicht ansinnt, nach deutscher Weise von allem Andern mehr zu lernen, als von dem, was sie wissen sollen.

Die Prüfungen der Pharmaceuten sind im Preufsischen doppelt. Diejenigen, welche Apotheken in grofsen Städten, deren Namen die Apothekerordnung angiebt, übernehmen wollen, müssen sich von der Ober-Examinations-Commission in Berlin prüfen lassen. Diese Prüfung besteht aus einem vorbereitenden Examen oder Tentamen, wo der Candidat eine Stelle aus der preufsischen Pharmakopöe übersetzen und erläutern, ferner eine botanische oder chemisch pharmaceutische Aufgabe schriftlich lösen mufs, so wie auch eine Aufgabe zu einem gewöhnlich chemischen Berichte, und zwar alles sogleich und ohne Hülfe. Hierauf folgt der Cursus. Der Candidat erhält zwei Themata pharmaceutica zur schriftlichen Bearbeitung in seiner Behausung; er mufs zweierlei chemisch pharmaceutische Präparate unter Aufsicht in der Hofapotheke anfertigen, ferner ein natürliches Gemisch, dessen Bestandtheile aber bekannt sind, z. B. ein Mineralwasser, oder ein künstliches, so wie einen absichtlich vergifteten Körper chemisch analysiren; er mufs Arzneien nach einigen schwierigen Arzneiformeln sogleich bereiten, einige frische oder getrocknete Pflanzen vollständig demonstriren und wenigstens zehn rohe Arzneimittel, nach ihren Abstammungen, Verfälschungen u. s. w. erläutern. Den dritten Theil des Examens macht die öffentliche Schlufsprüfung, wo er nach Mehrheit der Stimmen die Prädicate: vorzüglich gut, sehr gut, gut, mittelmäfsig oder schlecht erhält.

Nicht so strenge ist das Examen der Apotheker zweiter Klasse, oder für kleinere Städte. Sie geschieht ebenfalls in drei Terminen. Zuerst mufs der Candidat zwei bis drei Aufgaben schriftlich lösen; dann mufs er zwei Arzneibereitungen übernehmen, welche besondere Kunstfertigkeiten erfordern, zwei Präparate selbst bereiten, endlich in medizinisch gerichtlicher und polizeilicher Beziehung zwei Untersuchungen absichtlich verunreinigter oder vergifteter Substanzen unter schriftlicher Angabe der beobachteten Methode übernehmen; den Beschlufs macht die mündliche Prüfung. Diese Prüfung überhaupt geschieht von dem Provinzial-Medizinal-Collegium.

Der Unterschied zwischen Apothekern in grofsen und kleinen Städten ist ein Nothbehelf gewesen, um den kleinen Städten Apotheker zu verschaffen. Er könnte sich darauf gründen, dafs der Apotheker in der kleinen Stadt von dem Apotheker in der grofsen Stadt zubereitete Arzneimittel nehmen darf. Aber umgekehrt darf auch der Apotheker in der grofsen Stadt von dem Apotheker in der kleinen Stadt zubereitete Arzneien nehmen und mit Recht, denn in kleinen Städten kann man Extracte von frischen wild wachsenden Pflanzen am besten, oft nur allein bereiten. Auf alle Fälle mufs der Apotheker in der kleinen Stadt eine eben so genaue Waarenkenntnifs haben, als der Apotheker in der grofsen Stadt, er mufs nicht weniger die Pflanzen von einander nach ihren feinern, in der Regel schärfern Kennzeichen unterscheiden können, als dieser. Die Schlufsprüfung von dem Provinzial-Collegium scheint nicht hinreichend zu diesem Zwecke. Es scheint, als ob es am zwekmäfsigsten sey, den Unterschied zwischen Apothekern einer grofsen und einer kleinen Stadt ganz aufzuheben und dafür einen Unterschied einzuführen zwischen solchen, welchen man gerichtliche und polizeiliche Untersuchungen anvertrauen kann, welche auch Ansprüche darauf machen Assessoren der Medizinalbehörden oder Räthe zu werden, — denn warum soll der gebildete und kenntnifsreiche Apotheker nicht Sitz und Stimme in den Collegien haben? — und solchen, welche wenigstens fürs erste keine Ansprüche darauf machen. Für die erste Klasse gehören alle analytisch chemischen Untersuchungen nebst den Abhandlungen, für alle übrigen die sehr zweckmäfsigen Erfordernisse zum Examen eines Apothekers erster Klasse. Von dem Apotheker der jene Ansprüche nicht macht, verlangt man durch analytische Untersuchungen zu viel, und Abhandlungen kann man sich schreiben lassen. Die öffentliche Prüfung ist unschätzbar; sie erweckt Bestrebungen und wirkt auf die Folge; nur mufs sie zweckmäfsig angestellt werden.

Die Prüfung der Pharmaceuten in Frankreich geschieht

in den sechs Städten, wo eine Ecole de Pharmacie ist, von Examinatoren, welche die Regierung bestimmt, denen noch jedes Jahr zwei Doctoren der Medizin oder Chirurgie zugegeben werden, welche die Professoren der Ecole auswählen. In den Städten, wo keine Ecole de Pharmacie ist, geschieht die Prüfung von der Jury de Médecine, denen der Präfect vier gesetzmäfsig angenommene Apotheker zugiebt. Sie werden auf fünf Jahre ernannt, können aber ihr Amt noch länger verwalten. In dem Hauptorte eines jeden Departements befindet sich eine solche Jury, bestehend aus zwei am Orte ansäfsigen Doctoren der Medizin, und einem Commissarius, der aus den Professoren eines der sechs Ecoles de médecine genommen ist. Die Regierung ernennt die Mitglieder dieser Jury. Die Prüfung, sie mag geschehen in der Ecole oder von einer Jury, ist dreifach: eine über die Grundsätze der Kunst; die zweite über die Botanik und die Naturgeschichte der einfachen Arzneimittel; die dritte, praktische, dauert vier Tage und besteht wenigstens in neun chemischen und pharmaceutischen Operationen. Um angenommen zu werden, mufs der Candidat zwei Drittel der Stimmen für sich haben. Dann erhält er ein Diplom, welches er zu Paris dem Préfet de Police, und in den andern Städten dem Präfekt des Departements vorzeigt, dem er auch den Eid leistet, dafs er sein Gewerbe treu und redlich treiben wolle, und darüber gleichfalls ein Diplom empfängt. Die in einer Ecole de pharmacie angenommenen Pharmaceuten können, wie schon gesagt worden, ihr Gewerbe überall treiben, die von einer Jury angenommenen nur in dem Departement, wo sie angenommen sind.

Das französische Gesetz bestimmt mit Recht eine gleiche Art der Prüfung für alle Apotheker, scheint aber einen geringern Werth auf die Prüfung von einer Jury zu legen, als auf die Prüfung in einer Ecole de pharmacie, und nicht ohne Grund. Es ist nicht leicht zu examiniren, und der, welcher die Wissenschaft nicht vorträgt, versteht es in der Regel gar nicht; auch schreiten solche Männer viel seltener in der Wissenschaft vor, als die, welche sie lehren müssen. Die französische Regierung scheint zu sagen: Wollt ihr mit einem solchen Mann in eurem Departement zufrieden seyn, so möget ihr. Uebrigens ist die Einrichtung der Prüfung sehr zweckmäſsig; erst Prüfung über die Vorkenntnisse, Physik u. s. w., dann über die einfachen Arzneimittel: endlich über die Bereitung. Aber es fehlt die öffentliche Schluſsprüfung, so viel ich weiſs, das beste Mittel zu wirken, was sonst keine Prüfung vermag.

Für die innere Einrichtung einer Apotheke haben wir keine so bestimmte und genaue Verfügung, als die Instruction des preuſsischen Ministeriums vom 21. October 1819 für die Apotheker-Visitationen, so wie das Circular-Rescript desselben Ministeriums vom 13. März 1820. Es ist immer dieser Gegenstand im Preuſsischen genau beachtet worden, und die österreichischen Verfügungen, z. B. die Instruction für Aerzte u. s. w. vom 3. November 1808 und 15. May 1809, haben diese Bestimmtheit nicht. Es ist besonders zu rühmen, daſs im Preuſsischen darauf gehalten wird, den Rezeptirtisch von dem Tische zu trennen, wo der Handverkauf geschieht. Die gröſste Gefahr droht von der Verwechselung der Arzneimittel, welche durch jede Störung beim Receptiren veranlaſst werden kann. Zwar ist diese Trennung nur durch einen Verschlag bewirkt, um welche der Receptarius leicht heraussehen kann, aber es ist doch etwas. Besser wäre es, ihn in ein besonderes Zimmer einzuschlieſsen, wie sie sich neben den meisten Apotheken befinden, und ihm die Mittel zur Mischung hineinzureichen.

Der Verkauf der Gifte auf den Apotheken ist in allen Ländern erschwert und mit Recht. Man erlaubt aber noch überall unter gewissen Bedingungen, besonders den sogenannten Giftscheinen, zur Vertilgung des schädlichen Ungeziefers Gifte zu verkaufen. Unter diesem Vorwande pflegen die meisten Uebelthäter sich Gift zu verschaffen, wie die Criminalacten beweisen. Man sollte daher diesen Verkauf den Apothekern ganz untersagen, und ihn unter die Aufsicht der Polizei geradezu nehmen. Wenn man dann die Gifte mit andern Mitteln gemengt und in zubereiteten Formen, z. B. als Pillen, verkauft, so wird der Miſsbrauch sehr erschwert, vielleicht ganz gehindert werden. Arsenicalia, Mercurialia, Opiata müssen nach den Vorschriften in den meisten Ländern, jede besonders, aufbewahrt werden, die übrigen Gifte ebenfalls abgesondert, aber zusammen. Die neue preufsische Pharmakopöe bezeichnet sie mit *caute servanda*, und hat eine besondere Tabelle dafür am Ende beigefügt. Der Handverkauf von allen diesen kann nicht erlaubt seyn.

Alle Apothekerordnungen sind davon ausgegangen, das Verhältnifs des Apothekers zum Arzte zu bestimmen. Schon die neapolitanische Medizinal-Verfassung untersagte dem Arzte eine Apotheke zu haben, oder mit einem Apotheker in einer Verbindung in dieser Rücksicht zu stehen. Diese Gesetze wurden oft erneuert, da die Aerzte eine grofse Neigung haben, ihre Arzeneien dem Kranken selbst zu reichen. Nur dann darf der Arzt oder der Wundarzt dem Kranken die Arznei selbst geben, wenn an dem Orte keine Apotheke ist. Sehr genau sind die oesterreichischen Vorschriften über die Hausapotheken der Landwundärzte von 1807. Umgekehrt, darf der Apotheker die Kranken nicht selbst behandeln, und nur im Nothfalle, wenn kein Arzt zugegen ist, das thun, was ein jeder thun kann, ja sogar thun mufs. Da Aerzte und Apotheker oft in Streitigkeiten kamen, so haben die Gesetze überall hier genaue Bestimmungen, und in der neuen preufsischen Pharmakopöe ist noch eine Bestimmung hinzugekommen, nämlich, dafs der Arzt beim Ueberschreiten einer gewissen Dosis stark wirkender Heilmittel ein ! hinzusetzen mufs, damit der Apotheker wisse, dafs kein Irrthum vorgefallen sey. Welche Unannehmlichkeiten dadurch entstanden, dafs der Apotheker meinte, der Arzt habe sich geirrt, dieser hingegen es nicht wollte gelten lassen, ist allen bekannt, welche Blicke in dieses Verhältnifs gethan haben.

Die Apotheker müssen nach der vereideten Apothekerordnung im preufsischen Staate die Bereitungen der Arzneimittel selbst machen, doch ist ihnen auch erlaubt, sie von einem andern inländischen Apotheker zu kaufen. Diese letztere Erlaubnifs haben die Apotheker, so viel ich weifs, im Oesterreichischen nicht, denn nur unter Bedingungen wurde ihnen 1823 die Einfuhr des Triester und Venetianischen Theriaks gestattet. In den neuern Zeiten, wo viele und sehr gute chemische Fabriken angelegt sind, haben die Apotheker, obgleich unbefugter Weise, von diesen Fabrikanten zubereitete Arzneimittel genommen, und es ist die Frage gewesen, ob dieses nicht könne erlaubt werden. Die neue preufsische Pharmakopöe hat manche Präparate unter die Simplicia versetzt, damit der Apotheker sie kaufen könne. Es läfst sich nicht läugnen, dafs manche Arzneimittel besser im Grofsen bereitet werden, als im Kleinen, und dafs man chemische Fabriken habe, welche untadelhafte Arzneimittel liefern. Es scheint jedoch jetzt noch bedenklich, hierin zu weit zu gehen. Die Apotheker werden sehr gern die Arzneimittel von Fabriken nehmen, wo sie wohlfeil geliefert werden, um sie nach der Taxe zu verkaufen; sie werden sie nicht selbst bereiten, und ihre Lehrlinge und Gesellen werden die Bereitung nicht sehen; der Apotheker wird eine Dispensirmaschine werden. Dieser Grund ist der wichtigste von denen, welche die preufsische technische Medizinal-Deputation in einem Gutachten (Deutsch. Jahrb. d. Pharmacie. 1821. S. 311) angegeben hat, die übrigen möchten leicht zu heben seyn. Die Fabrikanten werden sich gern Visitationen unterwerfen, und es wird Betrug hier eben so wenig, vielleicht weniger, zu fürchten seyn, als in den Apotheken; die Arzneimittel können gewifs eben so wohlfeil, ja noch wohlfeiler, von den Fabrikanten geliefert werden, als von den Apothekern, und das Volk wird einer grofsen, reinlichen Fabrik mehr Zutrauen schenken, als einer kleinen, winkligen Apotheke. Extrakte, Tinkturen u. dergl. Arzneien werden gleichförmiger, besser und von frischen, wild wachsenden Kräutern leichter bereitet werden in einer Fabrik, als in vielen Apotheken. Ob überdiefs die Gehülfen und Lehrlinge in einer Apotheke immer die beste Bereitungsart sehen, ist die Frage; fährt man aber fort, auf die Bildung der Apotheker Sorgfalt zu haben, wie bisher geschehen ist, hält man auf die wissenschaftliche Ausbildung des jungen Mannes nach den gesetzmässigen Dienstjahren, so wird die Vernachläfsigung der Gehülfen und Lehrlinge nicht zu fürchten seyn. Auch die Herabwürdigung des ganzen Standes wird nicht zu fürchten seyn, wenn nur die Fabrikanten, von welchen der Apotheker kaufen darf, ihre ganze Laufbahn als Apotheker gemacht haben, so dafs beide Gewerbe in so fern zu einem einzigen werden, dafs jeder Apotheker eine chemische Fabrik anlegen darf, wenn er nur in seiner Apotheke einen approbirten und vereideten Gehülfen hält, und der Fabrikant Apotheker seyn kann, wenn er Lehrling und Gehülfe in einer Fabrik gewesen ist, und ein Jahr hindurch Receptarius in einer Apotheke. Es versteht sich, dafs Prüfungen und Visitationen bei beiden auf eine gleiche Weise Statt finden müssen.

Der schlechte Zustand der Apotheken in England, der von der unbegränzten Freiheit des Gewerbes herrührt, veranlafste das Zusammentreten einiger Apotheker in der Apothekerhalle, um eine Niederlage von guten Arzneien für einzelne Apotheken zu veranlassen. Die Sache hatte guten Fortgang, und als die Flotte und die Colonieen anfingen, die Arzneien daher zu nehmen, ging sie in's Grofse, und ist eben wegen dieser Gröfse ein merkwürdiger Gegenstand geworden. Aber zu dieser Gröfse konnte sie nur in England gelangen, wo man Flotten und Colonieen hat. In irgend einem deutschen Staate dergleichen einführen zu wollen, zeugt von einer Unbekanntschaft mit dem, was diese Anstalt der Apothekerhalle in London ist. Sie steht nicht im Geringsten unter der Aufsicht des Staates. Mit derselben Einrichtung würde sie in Deutschland zu einer gewöhnlichen chemischen Fabrik herabsinken, dergleichen wir viele haben. Der Staat müfste sie bei uns unter seine besondere Aufsicht nehmen, aber es wäre zu wünschen, dafs dieses für alle chemische Fabriken der Fall wäre, und eine Bestimmung getroffen würde, von der schon oben die Rede gewesen ist. Immerhin mag eine solche Anstalt im Grofsen eingerichtet werden, aber irgend einer Einrichtung dieser Art ein Monopol zu geben, möchte keinesweges zweckmässig seyn. Noch weniger aber kann man eine solche Anstalt vom Staat errichtet, unter der genauen Aufsicht desselben und mit einem Monopol versehen wünschen. Der Staat mufs keine Geschäfte treiben, die dem Privatmanne gehören, er mufs nur verhindern, dafs kein Geschäft schädlich werde.

Der Handverkauf ist auf den Apotheken sowohl im Preufsischen als in Oesterreich erlaubt, doch sind Vomitoria, Drastica u. s. w. ausgenommen. Aber dieses ist nicht genug, es müssen die Mittel namentlich angegeben werden, welche für den Handverkauf verboten sind. Es giebt eine grofse Menge zusammengesetzter Mittel, welche sich in den neuesten Pharmakopöen nicht finden, aber noch immer im Handverkauf vorkommen, und daher nicht dürfen aufser Acht gelassen werden. In dieser Rücksicht ist auch der zweite Theil der neuen preufsischen Pharmakopöe zweckmäfsig, worin Mittel enthalten sind, welche noch immer gebraucht werden, ungeachtet sie nicht nothwendig vorhanden seyn müssen. Eine preufsische Verordnung will, dafs der Handverkauf nicht unter der Taxe geschehe. Aber dann wird der Nutzen aufgehoben, den das Publikum aus dem Handverkaufe ziehen kann, die Waaren wohlfeiler zu haben. Man wollte durch den Befehl, nicht unter der Taxe zu verkaufen, den Handverkauf vor Verfälschungen sichern. Aber da die Arzneimittel für den Handverkauf einfache sind, oder auf eine bestimmte Weise bereitet und zusammengesetzt werden, so läfst sich auf ihre Güte und Reinheit bei den Apothekervisitationen leicht Rücksicht nehmen.

Das Verhältnifs der Apotheker zu den Materialisten hat, besonders in den früheren Zeiten, grofse Streitigkeiten erregt. Nach und nach fanden es die Apotheker bequemer, die Waaren von den Materialisten zu nehmen, als damit selbst im Grofsen zu handeln. So entstanden fast überall für die Materialisten die Befehle, nicht im Kleinen Apothekerwaaren zu verkaufen. Die preufsische Revid. Apotheker-Ordnung führt die Artikel mit Recht namentlich an, doch ist jetzt eine Revision derselben nach der neuen Pharmakopöe erforderlich. Ueberdiefs sind im Preufsischen sowohl als im Oesterreichischen die Materialisten unter Revision gesetzt.

Dafs man in kleinen Städten Kaffee, Zucker und Gewürze den Apothekern zu verkaufen erlaubt, ist aus Noth geschehen, damit der Apotheker dort seinen Lebensunterhalt finde, weil das Apothekergeschäft nicht hinreicht, ihn zu ernähren. Wenn dieses Geschäft von den übrigen gehörig gesondert ist, was in kleinen Städten, wo es an Raum nicht zu fehlen pflegt, leicht geschehen kann, so läfst sich diese Einrichtung nicht tadeln. Der Apotheker wird dadurch oft ein wohlhabender Mann, und man kann mit grofser Wahrscheinlichkeit darauf rechnen, dafs in den kleinen Städten, wo der Apotheker wohlhabend ist, auch die Apotheke sich in einem guten Stande befindet, und die Vermehrung der Apotheken an kleinen Orten kann nur schädlich seyn.

Ich komme zu den Apothekerbüchern, Dispensatorien, Pharmakopöen. Die Alten hatten keine gesetzmäfsig eingeführte Arzneibücher, weil sie überhaupt keine Medicinalpolizei hatten. Die ältesten Arzneimittel waren sehr einfach; in den ältesten sogenannten *Hippokrat*ischen Schriften kommt nur Oxymel und Ptisane vor. Aber bald wurden die Arzneimittel sehr zusammengesetzt, wie wir aus den spätern Schriftstellern sehen, worin doch viele ältere Arzneimittel angeführt werden. Ich habe oben die Vermuthung geäussert, dafs die Ueppigkeit in Zusammensetzung der Salben auf die sehr zusammengesetzten Arzneimittel geführt habe, denn man brauchte Salben als Arzneimittel, und die äusserlichen Arzneimittel waren bei den Alten viel mannichfaltiger, als die inneren. Auch waren sie weiter in der Bereitung der äufserlichen Arzneimittel gekommen, als der innerlichen; sie kannten Bleipflaster, eine chemische Verbindung von Bleioxyd und fettem Oel; sie bereiteten auf eine ähnliche Weise Pflaster aus Oel und Kupferoxyd. *Galen* hat uns das Gedicht von *Andromachus*, dem Leibarzte des Kaisers *Nero*, über den Theriak, aufbewahrt, ein bekanntes, sehr zusammengesetztes Arzneimittel. Eine Menge solcher sehr zusammengesetzten Arzneimittel hat er in seinen zehn Büchern über die Zusammensetzung der Arzneimittel nach den leidenden Theilen des menschlichen Körpers aufgeführt und beurtheilt. In den sieben Büchern über die Zusammensetzung der Arzneimittel nach den Arten, ist blofs von äufserlichen Mitteln die Rede. Wir haben auch zwei Bücher über die Antidota von ihm, und im Anfange sagt er, antidotum sey nicht nur eine Arznei gegen Gifte, gegen die Bisse giftiger Thiere, sondern auch gegen Krankheiten von schlechter Diät. Zu allen setzte man Honig als excipiens; es waren also Electuaria. *Celsus* hat malagmata, emplastra, pastilli, pessa, arida medicamenta, acopa, alle als äufserliche Mittel. Von innerlichen Mitteln hat er nur Antidota (Latwergen) und Catapotia (Pillen). Doch die Alten fanden ihre Zusammensetzungen selbst zu kostbar für das Volk, daher hatte man einfachere Formeln, und nannte solche Arzneimittel *ἐυπόριςα, parabilia*. Sammlungen von solchen Formeln, gleichsam Armen-Pharmakopöen, besitzen wir noch, angeblich von *Dioskorides* und *Galen*.

Unter den Arabern bildete sich die Pharmacie sehr aus, besonders dadurch, dafs der Zucker in allgemeinen Gebrauch kam. Auch war die Destillation ihnen bekannt, doch wandte man sie noch wenig zur Medizin an. Wir haben ein Werk über die Zusammensetzung der Arzneimittel von *Mesue*, welches man lange Zeit als Quelle benutzt hat. Es handelt von den Latwergen (*Electuaria*), Purgiermitteln und auflösenden Mitteln, als Latwergen oder Küchelgen gebraucht; von den eingemachten Mitteln (*condita*), welche aus der Küche in die Apotheke übergegangen waren; von dem Loch (*linctus*); von Syrupen und Rob; von den Küchelgen (*trochisci*); von Abkochungen und Aufgüssen; von den Pulvern; von den Pillen; von den Salben und Pflastern; von den Oelen, hier auch von dem destillirten Baumöl (*oleum philosophorum*) allein; denn von den übrigen destillirten Oelen, sagt *M.*, wolle er besonders reden, wenn er leben bleibe, was aber, so viel ich weifs, nicht geschehen ist. Man sieht, die pharmaceutischen Bereitungen sind weit vollständiger aufgezählt, und auch gründlicher abgehandelt, als bei *Galen*, der sonst unter den Alten der genaueste ist.

Schon in der ersten Medizinalordnung von Kaiser *Friedrich II.* wurden die Apotheker auf das Antidotarium von einem *Nicolaus* verwiesen, dem man den Zunamen *Praepositus* gegeben hat; weil er Vorsteher der hohen Schule zu Salerno war. Der Zusatz *Alexandrinus*, welchen ihm *Haller* giebt und *Scherer* wiederholt, scheint auf einer Verwechselung mit *Nicolaus Myrepsus* zu beruhen. Das Buch ist eine Sammlung von Formeln nach dem Alphabet geordnet; jede Zubereitung fängt mit einer Erklärung des Namens und einer kurzen Angabe der Arzneikräfte an. Die Quellen, woraus er schöpfte, sind die spätern Griechen und Araber; er hat indessen sehr wenige Syrupe, und die destillirten Oele fehlen ganz; überhaupt scheint er die spätern Griechen bei weitem mehr als die Araber benutzt zu haben. Ein, obgleich gelindes Opiat, Requies Nicolai, hat von ihm den Namen bis auf die neuern Zeiten behalten, doch ergiebt sich nicht, ob die Vorschrift von ihm herrührt, oder von einem andern genommen ist. Es sind sehr viele Commentarien über dieses Buch geschrieben, welches in der Regel den Werken des Arabers *Mesue* beigefügt wird.

In der Appentheker zu Ulm, Gesetz und Ayd vom Jahr 1491, ist der Apotheker auf kein Dispensatorium verwiesen. Es heifst darin: „Zum Sübenden, das er die Beraitung seiner Recepten, nämlich die würdigsten, als da sei Aurea Alexandrina (ein sehr zusammengesetztes Opiat), die grofs tyriaca (Theriaca) und ander Erzneien, die lang Zeit nach Irer Einberaitung und Einmachung in seiner Appentheck belyben sein, und nicht vermischen soll. Es sey dann, das die Leerer und Meister, den das zusteht und gebührt, vor sollich Ordnung seiner Beraitung wohl beschawet und besehen haben" (*Reinhard* z. Gesch. d. Apoth. S. 37.). Diese Art, die Ingredienzien der grofsen Compositionen, namentlich des Theriaks, vorher durch die Aerzte besehen zu lassen, hat nachher noch lange fortgedauert, und ist vermuthlich der Anfang aller Apothekenvisitationen gewesen. In der Medicinalordnung der Stadt Ulm von 1588 heifst es aber: „Wie ihnen vormals zugelassen worden, alle die vermischte Arzeneien, so in dem gemeinen Brauch und Fürgang, auch in dem Tageregister begriffen, von mehrer sicherheit und richtigkeit wegen nach dem *Valerio Cordo* und *Leonhardo Fuchsio* zu componiren und dispensiren, also soll angezunt das Dispensatorium Augustanum dazu gethan werden, und sie bei diesen Dreyen zu bleiben schuldig und verbunden sein, damit sich ein jeder Medicus wisse darnach zu richten." Das Buch von *L. Fuchsius*: De componendorum miscendorumque medicamentorum ratione. Basil. 1555. fol. Lugd. 1556. 12. würden wir jetzt ein Lehr-

buch

buch der Pharmacie nennen, denn es wird viel darin geredet. In dem ersten Buche findet man eine für die damalige Zeit sehr vollständige Materia medica. Dagegen ist das kleine Werk von *Valerius Cordus* ein wahres Dispensatorium, wie es auch auf dem Titel heifst: *Valer. Cordi* Dispensatorium Norimb. 1535. 8. die erste von einer Menge von Ausgaben. Das Buch mufste wohl einen grofsen Beifall erhalten, da es seit dem Dispensatorium von *Nicolaus Praepositus* das erste wenigstens einigermafsen verbreitete war; denn das Ricettario dei Dottori dell' arte e di medicina del collegio Fiorentino. Fir. 1498. fol. mufs wohl wenig über die Gränzen von Toscana gekommen seyn, da kein Litterator aufser *Maittaire* es gesehen hat. Das Dispensatorium von obgedachten *V. Cordus,* einem Hessen, enthält nur Vorschriften, zusammengesetzte Arzneimittel zu bereiten, die Simplicia werden in dem Prooemium berührt, welches die Ueberschrift hat: Qualem virum Pharmacopoeum esse deceat. Die Arzneimittel sind unter Kapitel gebracht: Confectiones aromaticae, opiatae, Syrupi, Rob, Linctus et solutiva, Pilulae, Trochisci, Unguenta, Emplastra, Praeparationes quaedam Simplicium. Von den ätherischen Oelen ist allerdings die Rede, aber nicht von destillirten Wässern und Weingeist. Den meisten Ausgaben ist aber ein Anhang beigefügt, worin von der Destillation der Schwefelsäure und des Aethers die Rede ist. Die älteste Ausgabe der Pharmacopoea Augustana von 1564 ist mir nicht zu Gesicht gekommen. Ihr gingen die Pharmacopöen von Lyon 1546 und die von Mantua 1559 vor; es folgte sogleich die von Cölln 1565; alle andere erschienen erst im sechszehnten Jahrhundert und später. Die erste Ausgabe des Dispensatorium Brandenburgicum ist von 1698. Ein sehr gutes Verzeichnifs aller Pharmacopöen findet sich in der Vorrede zu *J. F. Gmelin's* Pharmacie, Ausg. 1792. und ein fortgeführtes noch vollständigeres in der Litteratura Pharmacopoearum coll. ab A. N. a *Scherer*, Lips. 1822., auch als Sect. 7. des Codex medicamentar. Europ. Nach den dort angeführten sind noch zwei gesetzliche Pharmacopöen, eine für Baiern und eine für Hessen erschienen. Zuerst enthielten diese Dispensatorien nur die zubereiteten und zusammengesetzten Arzneimittel mit ihren Wirkungen auf den menschlichen Körper und den Dosen. Dann liefs man bald die Angabe der Wirkungen weg, aber man setzte die Dosen noch hinzu, bis man auch diese wegliefs; beides mit Recht, weil die Angaben nur unbestimmt und oberflächlich seyn können. Die neue preufsische Pharmakopöe setzt die Dosen bei heroischen Mitteln, wenn sie innerlich sollen gebraucht werden, hinzu, und will, dafs der Arzt ein ! beifüge, wenn er die angegebene Dosis überschreitet. Der Arzt kann sich auf mancherlei Weise in der Angabe der Dose auf den Recepten irren, aber man kann von dem Apotheker nicht verlangen, dafs er dieses wisse, und gehörig unterscheide, ob der Arzt sich verschrieben habe oder nicht. Er wird oft, um den Arzt nicht zu beleidigen, schweigen, wenn er auch ein Versehen ahnet; er wird zuweilen als Freund des Arztes ein Recept nicht bereiten wollen, weil es ihm gefährlich scheint, und die Krankheit kann tödtlich werden, weil ein Recept mit grofsen Dosen z. B. von Opium, nicht sogleich bereitet ist. In dieser Rücksicht scheint jene Einrichtung sehr zweckmäfsig.

Die Kennzeichen, Verfälschungen und Verunreinigungen der zubereiteten und zusammengesetzten Arzneimittel, wurden vormals gar nicht angegeben. In den neuern Zeiten hat das Lippische Dispensatorium dieses zuerst hin und wieder gethan, und andere sind darin gefolgt. Am weitläuftigsten ist hierin die Baierische Pharmakopöe. Die neue Preufsische giebt alles dies nur an, wenn eine Ungleichheit oder Verunreinigung bei der Bereitung nach der gegebenen Vorschrift möglich ist, indem vorausgesetzt wird, dafs der Apotheker das Mittel danach bereitet habe. Aber da der Apotheker diese Mittel von einem andern Apotheker kaufen kann, so wäre es doch wohl zweckmäfsiger, von jedem Mittel eine kurze Beschreibung nach den Kennzeichen zu geben, welche man sogleich zu erkennen vermag, und dabei auf die überhaupt möglichen Verfälschungen hinzuweisen. Es scheint überflüssig, die Mittel anzugeben, wodurch eine solche Verfälschung oder Verunreinigung erkannt würde, denn sie können zuweilen sehr verschieden seyn, und man lernt beständig bessere kennen.

Ferner ist es überflüssig, Verunreinigungen und Verfälschungen anzugeben, welche auf eine mechanische Weise hervorgebracht werden und leicht durch die äufsern Sinne zu erkennen sind. Die Simplicia (oder die Materia medica) fehlten in den ältesten Pharmacopöen, dann wurden in einigen blofs die Namen aufgenommen, in andern mehr oder weniger weitläuftig beschrieben. Die neue preufsische Pharmakopöe will, dafs nur die Kennzeichen angegeben werden, welche an den Mitteln zu erkennen sind, so wie sie auf den Apotheken vorkommen, und dies scheint sehr zweckmäfsig. Denn wozu eine Beschreibung der Pflanze, welche man in botanischen Büchern finden kann, wenn blofs die Wurzel officinell ist? Von der Angabe und der Erkennung der Verunreinigung und Verfälschung gilt, was eben von den zusammengesetzen oder zubereiteten Mitteln angeführt wurde. Die Angaben der Abkunft und der Bestandtheile der Arzneimittel, sollten so kurz als möglich seyn. Ueberhaupt herrscht in der Verfassung der Pharmakopöen die gröfste Willkühr, und es ist Zeit, dafs eine sogenannte Philosophia pharmaceutica gegeben werde, wie eine Philosophia botanica. Den Anfang hat die neue preussische Pharmakopöe gemacht, aber nur den Anfang.

Die sehr zusammengesetzten Mittel der Alten haben auch eine reiche Materia medica zur Folge. Ohne auf die Parabilia zurückzugehen, nahmen die ersten Verfasser der Dispensatorien auf, was ihnen von den Alten geboten wurde. Nach und nach sah man ein, wie viel Ueberflüssiges man habe, und man suchte sich der Einfachheit zu nähern. Dieses ging schneller, langsamer, nach der Gesinnung der Verfasser der Dispensatorien. In den neuern Zeiten war die Pharmacopoea suecica, wovon die erste Auflage 1775 erschien, diejenige, welche mit einer grofsen Kühnheit eine Menge alter zusammengesetzter Mittel entweder ganz verwarf, oder doch viel einfacher bereiten liefs. Ihr folgte die Londoner Pharmakopöe, und nach und nach andere, doch spät und in der Ferne; so hat z. B. das Dispensatorium Brandenburgicum von 1781 noch sehr viele der alten, mit unnützen Sachen überladenen Formeln. Auch war die Schwedische Pharmakopöe die erste, welche sich nach den Fortschritten der Chemie genau richtete, und auch hierin folgte die Londoner Pharmakopöe, so wie bald nachher die Preussische von 1799 auf eine sehr ausgezeichnete Weise. Manche Pharmakopöen sind noch bis jetzt zurückgeblieben, unter andern, was zu verwundern ist, die Pariser. Auf eine gar sonderbare Weise sprach sich das Unnütze der Pharmakopöen dadurch aus, dafs viele Mittel der Apotheker in den kleinen Städten nicht zu halten brauchte, da doch die Menschen in den kleinen Städten auch wollen gesund werden, wenn eine Krankheit sie befällt, und es nicht verschuldet haben, dafs man sie nicht heilen will.

Aber wenn auch die Arzneikunde, um Wissenschaft zu seyn oder zu werden, zur Einfachheit zurückkehren mufs, so kann man doch dem Arzt nicht verbieten, jene alten sehr zusammengesetzten Arzneimittel zu verschreiben. Sie haben sich auch nicht stören lassen, und jene von den bessern Pharmakopöen verworfenen Mittel sind noch immer im Gebrauch. Noch mehr aber sind sie im Handverkauf, gar oft auf Empfehlung der Aerzte. Die neue Preufsische Pharmakopöe hat daher einen bis dahin ungewöhnlichen Schritt gethan; sie hat diese Arzneimittel in einem zweiten Theil der Pharmakopöe aufgeführt als solche, welche der Apotheker nicht nothwendig zu führen braucht. Dieses hat den Nutzen, dafs solche Mittel, sowohl verschrieben als im Handverkauf, immer auf dieselbe Weise bereitet werden, dafs die Apotheker nicht fernerhin, wie oft geschehen ist, Arcana daraus machen, die sie als ein Eigenthum ihrer Apotheke betrachten, endlich, dafs sie können den Visitationen unterworfen werden, nämlich in so fern, dafs die Visitatoren eines und das andere eben Vorräthige herausgreifen müssen, um solches der Untersuchung zu unterwerfen, damit der Apotheker in Furcht bleibe und nicht Verfälschtes anschaffe. Die neue Preufsische Pharmakopöe hat aber auch die zusammengesetzten Mittel, welche sich nicht aufbewahren lassen, hieher verwiesen, wofür ein dritter Theil zweckmäfsiger gewesen wäre.

Die Apothekenvisitationen sind, wie gesagt, vermuthlich dadurch entstanden, dafs die Aerzte der Stadt die Ingredienzien zu grofsen Zusammensetzungen beschauten, dann auch zu allen Zusammensetzungen. Hieraus entstanden allgemeine Visitationen. Alle Aerzte der Stadt wurden zugezogen, und da doch einer leiten mufste, so war dieser der Physikus. Man kam alle Tage eine oder mehrere Wochen des Morgens zusammen, nahm ein Frühstück ein, wobei die Apotheker wetteiferten, besah einige Arzneimittel, machte dabei Bemerkungen, die nicht selten von der gröfsten Unwissenheit zeugten, und zum Schlusse erfolgte ein grofses Mahl. So waren sie noch in manchen Ländern bis auf die neuesten Zeiten. Diesem Unfug ist in den grofsen Ländern, in Deutschland zuerst gesteuert worden. Im Preussischen müssen die Apotheken wenigstens alle drei Jahre einmal visitirt werden, und zwar durch den Stadtphysikus, oder auf dem Lande durch den Kreisphysikus, mit Zuziehung eines Apothekers, der in der Regel der Medizinalassessor ist, aber auch ein anderer approbirter tüchtiger Apotheker seyn kann. In Oesterreich werden die Apotheken von den Kreis- und Districtärzten jährlich visitirt, und das Kreisamt kann eine Superrevision veranlassen. Auch mufs dort der Apotheker die Visitation bezahlen, nicht aber die Superrevision, wofür der Revisor aber keine Diäten bezieht, wohl aber der Superrevisor; ersterm wird nur Vorspann vergütet. Im Preufsischen bezahlt der Apotheker nichts; die Regierung Alles. Die Vorschriften für die Visitation im Preufsischen sind schon oben als sehr zweckmäfsig gerühmt. Sie lassen noch etwas zu wünschen, nämlich die Rücksicht darauf, dafs alle Arzneimittel — das heifst solche, welche immer vorhanden seyn müssen, von den übrigen sind nur einige gerade vorräthige herauszunehmen — gehörig untersucht werden; denn Erfahrungen gemäfs ist Nachlässigkeit am meisten zu fürchten. Die Arzneimittel müssen die in der Pharmakopöe angegebenen Kennzeichen haben; vielleicht würde eine Farbentafel für die wichtigsten Tinkturen, auch wohl Dekokte nicht überflüssig seyn. Es müssen auch die specifischen Gewichte untersucht werden, wo es die Pharmakopöe verlangt. Endlich ist die Prüfung auf die in der Pharmakopöe angegebenen Verunreinigungen und Verfälschungen zu richten, doch mufs es den Revisoren überlassen bleiben, die Art und Weise dieser Prüfung zu bestimmen, denn hierin ist täglich zu lernen. Es steht dem Apotheker frei, hierbei Gegenvorstellungen zu machen. Die Pharmakopöe mufs Rücksicht auf diese Visitationen nehmen, und es ist dieses auch in der neuern Preufsischen Pharmakopöe geschehen. Nur mufs der Revisor bedenken, dafs bei den Präparaten nur die Verunreinigungen angegeben werden, welche bei der vorgeschriebenen Bereitung möglich sind. Es mufs also der Revisor darauf sehen, ob das Präparat nicht auf eine andere Weise bereitet oder gekauft sey, und mithin noch andere Verunreinigungen und Verfälschungen habe. Ein Supplement zur Pharmakopöe in dieser Hinsicht möchte ganz zweckmäfsig seyn, auch wären dann die Kennzeichen, Verfälschungen und Verunreinigungen der Mittel beizufügen, welche nicht immer vorräthig seyn dürfen. Für grofse Zusammensetzungen sollte der Physikus ein Normalpräparat bei sich führen.

Wenn es auch sehr richtig ist, dafs ein Visitator nicht alle Verfälschungen und Betrügereien enthüllen kann, so hat sie doch aufserordentlichen Nutzen. Sie weckt das Ehrgefühl, sie veranlafst den Herrn, in seiner Apotheke wiederum nachzusehen und zu forschen, ob Alles in Ordnung sey. Ohne Visitation würde sich mancher Apotheker, selbst mit guten Kenntnissen, der Nachlässigkeit ergeben, die besonders bei einem guten Geschäft leicht einreifsen kann.

Das Apothekergewicht ist seit den ältesten Zeiten so eingetheilt, dafs ein Pfund 12 Unzen hat, eine Unze 8 Drachmen, eine Drachme 3 Skrupel. Nun aber findet eine Verschiedenheit Statt; die deutschen und nordischen Nationen theilen den Skrupel in 20 Gran, die Franzosen (vormals) und die Engländer theilen ihn in 24 Gran. In Deutschland war das Nürnberger Medicinalgewicht allgemein angenommen. Es ist etwas gröfser, als das in den meisten Ländern Deutschlands eingeführte Cöllnische Markgewicht; die Drachme Medicinalgewicht ist um $22\frac{5}{64}$ Rechtpfennige (deren das Mark Cöllnisch 65536 hat) schwerer als das Quentchen Cöllnisch Markgewicht. Eine Unze Medicinalgewicht hat $8368\frac{5}{8}$ Rchtpf., die Unze des französischen Troygewichts $8591\frac{1}{8}$ Rchtpf. und die Unze des englischen

Troygewichts 8724 Rchtpf. Bekanntlich ist Frankreich allen Staaten mit einem genauen und folgerechten System der Maafse, Räume und Gewichte vorangegangen. Man nahm als Grundlage des Maafses den vierten Theil des Erdmeridians zwischen dem Aequator und dem Nordpol, und bestimmte den zehnmilliontesten Theil desselben als Einheit unter dem Namen Mètre. Der hundertste Theil dieses Mètres cubirt, giebt den Raumesinhalt für eine Menge Wasser, deren Gewicht im luftleeren Raume bei der Temperatur des schmelzenden Eises das Grundgewicht oder die Einheit des Gewichts unter dem Namen Gramme ist. Uebrigens wird alles nach Decimalzahlen eingetheilt. Im Preufsischen ist der Unterschied zwischen Civil- und Medicinalgewicht durch eine Verordnung vom 16. Mai 1816 aufgehoben. Dieselbe setzt fest, dafs der preufsische Fufs = 139,13 Linien des vormaligen genau bekannten pariser Fufses seyn soll, und das Pfund = dem sechs und sechzigsten Theile von dem Gewichte eines preufsischen Kubikfufses destillirten Wassers im luftleeren Raume und bei 15° Reaum. Quecksilb. Therm. Ein preufsisches Pfund von 16 Unzen oder 32 Loth ist also = 467,711 französ. Grammen. Uebrigens ist die alte Eintheilung des Civilgewichts sowohl als des Medicinalgewichts beibehalten worden; von jenem hat ein Pfund 32 Loth, von diesem, 2 Unzen oder 24 Loth, aber ein Civ.-Loth ist einer halben Med.-Unze völlig gleich. Im Baierischen sind die Gewichte nicht gleich; eine Unze Med.-Gewicht ist = 30 Grammen. Eine Gramme ist = 13,92 Gr. preufs. = 16,10 Nürnberg. Med.-Gew., = 13,71 Oesterreich. Med.-Gew., = 16 Baierisch. Med.-Gew. Jede andere Art, die Menge der Arzneimittel zu bestimmen, ist mit Recht im Preufsischen ganz verboten. In der dritten Ausgabe wurde noch die Mensura, das Maafs zu 36 Unzen angegeben und zugelassen, aber auch dieses ist entbehrlich. Früher hatte man noch folgende Maafse: Fasciculus, ein Arm voll, hält 12 Manipulos; Manipulus, eine Hand voll, hält 4 Pugillos; Pugillus, was man mit Fingern fassen kann, oder ungefähr eine halbe Drachme; Congius (Gallon der Engländer) hält 8 Pfunde Medicinalgewicht; eine Pinte oder ein Nöfsel ist einem Pfunde Med.-Gew. gleich. Für die Kranken kann man aber des Maafses nicht entbehren; man rechnet einen Efslöffel voll zu einer halben Unze, einen Theelöffel zu einer Drachme, einen Tropfen zu einem Gran, ungefähr, denn genau können diese Maafse nicht seyn; die ersten Angaben des Gewichts sind in der Regel zu grofs, die letzten zu klein. Es ist bekannt, dafs es seine Schwierigkeiten hat, kleine Mengen mit Genauigkeit zu wiegen; der Arzt mufs sich also hüten, dergleichen von dem Apotheker zu fordern. Beim Verschreiben der Pulver, wo die Menge für jedes Pulver besonders verschrieben ist, thut der Apotheker besser, die ganze Quantität der Ingredienzien zu wiegen, und dann in Pulver zu theilen.

Ueber die Receptirkunst finden sich viele gute Bemerkungen in dem Werke: Pharmaceutische Erfahrungen, vorzüglich die Receptirkunst betreffend v. *G. W. Rüde.* Neue Ausg, Leipz. 1816. 8. Es ist bei den einzelnen Mitteln schon davon geredet worden, wie man beim Verschreiben und Rezeptiren verfahren solle (s. Acacia), und wird noch in der Folge geschehen. Die Beschaffenheit des Receptirtisches sollte in dem Protokoll der Apothekenvisitationen angegeben werden; es ist eine kleine Lücke in der sonst vortrefflichen preufsischen Verordnung über die Visitationen. Denn es kommt viel darauf an, wie dort alles steht und liegt, und sehr nützlich würde es seyn, wenn der Revisor den Receptarius in seinem Geschäft sähe.

In der Medicinalordnung von Kaiser *Friedrich II.* ist schon von einer Taxe für die zusammengesetzten Arzneien die Rede. Die erste mir bekannte Taxe hat Herr *Reinhard* in dem oft angeführten Buche abdrucken lassen. Es werden blofs Composita und Praeparata genannt, keine Simplicia, wie denn auch die Apothekerbücher damals die Simplicia nicht enthielten. Die Namen sind oft sehr schlecht gedruckt, z. B. Triffera (Tryphera), Antithodon, Emagogium u. dgl. m. Hierauf wurde die Taxe den Apothekerbüchern angehängt; ein Gebrauch, der sich bis auf die neuesten Zeiten erhalten hat. Die Absicht der Taxen war zuerst, eine Uebertheuerung der Arzneien von Seiten der Apotheker zu verhindern; in den spätern kam ein anderer Zweck hinzu, nämlich Verringerungen der Preise zu verhüten, wodurch man oft, bei schlechter Waare, Käufer anzulocken sucht. Diese beiden Gründe sind auch diejenigen, welche die Taxen für die Apotheker in allen Ländern, wo Medicinalordnungen sind, erhalten haben. Die Taxen wurden von den Magisträten oder einigen Deputirten aus ihrer Mitte, mit Zuziehung der Materialisten und Apotheker verfertigt; zuletzt nahmen sich die obern Medicinalbehörden der Sache selbst an. Man erlaubte im Allgemeinen dem Apotheker gewisse Procente von der Summe zu nehmen, welche er beim Ankaufe der Waaren verwandte. Sie waren in andern Ländern anders festgesetzt, aber wie man die Bestimmung machen sollte, darüber findet sich in den frühern Zeiten keine Auskunft.

Unstreitig ist die Arzneitaxe ein Gegenstand von der gröfsten Wichtigkeit für die Medicinische Polizei. Die Königl. Societät der Wissenschaften zu Göttingen setzte im Jahre 1794 einen Preis für die beste Abhandlung über Arzneitaxen aus, und ertheilte denselben einer Abhandlung des Bürgermeisters und Physicus *Krügelstein*: Von Verminderung der Arzneipreise und der zu diesem Behuf erforderlichen Dispensatorien und Taxen, Göttingen 1795. Eine andere Concurrenzschrift: Wie können billige Preise der Apothekerwaaren, besonders der zubereiteten Arzneien erhalten und gesichert werden, Stendal 1795, vom Doctor *Jugler* zu Lüchow, theilte die Societät dem berühmten Chemiker und Apotheker *Westrumb* mit, welcher sein Gutachten nach Wunsch der Societät drucken liefs: Bemerkungen über Arzneitaxen und deren Verbindung, veranlafst durch die Concurrenzschrift des Hrn. Dr. *J.* zu L. v. *J. F. Westrumb*, Göttingen 1797, und Bemerk. üb. A. T. u. d. Veränderung veranlafst durch die Concurrenzschrift des Hrn. Dr. *Krügelstein*, Göttingen 1797. Es erschien hierauf ein nöthiger Nachtrag zur Concurrenzschrift von Dr. *Jugler*, Hannover 1798.

Westrumb's Schriften sind unstreitig die wichtigsten über diesen Gegenstand, die Basis aller Bestimmungen über die Arznei-Taxen überhaupt. Sie zeigen, dafs die Urtheile derer, z. B. der meisten Aerzte, welche von dem Geschäft nichts verstehen, durchaus unzutreffend sind. Es ist überhaupt in allen Dingen sehr wichtig, wenn gehörig ausgeführt wird, dafs die von einer Sache nicht reden sollen, welche nichts davon verstehen. *Westrumb* zeigt, wie viel Unkosten der Apotheker hat, bis er die eingekaufte Waare zum Verkauf bringt, und das kann niemand zeigen, der nicht Kenntnisse vom Handel und Kaufmannschaft hat. Der Kaufmann verkauft gar oft zu weit höheren Procenten, als der Apotheker, und er wird nur dann reich, wenn er die Zeitumstände benutzen, wohlfeil einkaufen und theuer verkaufen, kurz, wenn er speculiren kann, welches dem Apotheker eben durch die Taxe verboten ist. Der Apotheker hat, wie jeder Kaufmann, seinen Gewinn von dem Absatze im Verhältnisse zum Einkaufe, er wird bei theuerem Einkaufe und nicht verhältnifsmäfsig vermindertem Absatze gewinnen; es ist als ob er so viel mehr absetzt, als die Waare theurer wurde; er wird überhaupt genommen beim Absatze zusammengesetzter Arzneimittel mehr gewinnen, als beim Absatze der einfacheren. In früheren Zeiten, als der Theriak, die Aurea Alexandrina, die Hiera picra, und andere solche Arzneimittel, welche die Aerzte zum Theil nicht mehr kennen, im allgemeinen Gebrauche waren, konnte der Apotheker geschwinder ein reicher Mann werden, als jetzt. Vom Recepturverkauf hat der Apotheker im Preussischen, wo doch eine hohe Taxe ist, nur gerade den standesmäfsigen Unterhalt für sich und seine Familie, wenn er nicht in einer sehr günstigen Lage in Rücksicht auf Volksmenge, Wohlhabenheit der Einwohner und Nähe anderer Apotheken sich befindet. Sollte die Homoeopathische Heilmethode sich verbreiten, so müfste man dem Apotheker noch besondere Vortheile zugestehen, um ihn zu erhalten. Was die Apotheker jetzt wohlhabend, ja reich machen kann, sind Lieferungen aller Art, wobei der Gewinn sich vervielfältigt. Hier ist der Apotheker blofs Kaufmann; der Staat mufs ihn als einen solchen behandeln, und ihm sowohl als dem Abnehmer Freiheit lassen, seine Taxe zu setzen, wie er will, denn der Abnehmer kann hierbei seine Vorsichtsmaafsregeln ebenfalls nehmen, wie er will, welches bei dem Privatmanne nicht möglich ist. Es mufs also der Rabatt den Contrahenten überlassen bleiben, wenn auch der Staat einer der Contrahenten seyn sollte. Denn der Apotheker kann die Arzeneien wohlfeiler liefern, wenn er eine bedeutende Menge absetzt, und zwar um so wohlfeiler, je gröfser die Menge ist. Auch der Handverkauf kann für den Apotheker sehr bedeutend werden, nicht allein mit unzubereiteten Arzneimitteln, sondern auch mit zubereiteten, und viele Apotheker haben einen Theil ihres Wohlstandes den zubereiteten Mitteln, welche ein beliebter Arzt auf ihren Apotheken einführte, zu danken! Dafs daraus keine Arcana können gemacht werden, strebt der zweite Theil der Neuen Preufsischen Pharmakopöe zu verhindern. Mir scheint es, dafs man den Handverkauf frei lassen müsse. Die Menge der Gegenstände, welche darin vorkommen, ist so grofs nicht; er kann beschränkt werden auf die Arzneimittel, welche in der Pharmakopöe (wobei jedoch ein solcher zweiter Theil, wie in der neuen Preufsischen seyn mufs) aufgezeichnet sind, mit Ausnahme der giftigen und stark wirkenden Mittel; der Arzt kann selbst armen Kranken eine Erleichterung dadurch verschaffen, dafs er ein Hausmittel anräth, welches im Handverkaufe zu haben ist, und der Physikus wird leichter auf die Güte dieser Arzneimittel Acht haben, wie schon oben erwähnt wurde, als auf die Richtigkeit der Mittel nach Recepten, welches unmöglich ist.

Im Jahre 1815 erschien eine Neue Preufsische Apotheker-Taxe, in deren Einleitung die Verfasser das Verfahren auseinander setzen, welchem sie bei der Verfertigung gefolgt sind. So viel ich weifs, ist dieses hier zum ersten Mal geschehen, auch kenne ich keine andere Taxe, bei welcher dieses überhaupt geschehen ist, und daher kommt die Beurtheilung der Taxen überhaupt auf die Beurtheilung der Preufsischen zurück. Die Verfasser sind den Winken gefolgt, welche *Westrumb* gegeben hatte, in dessen Plan aber keine Ausführung lag. Sie nahmen zur Grundlage eine Ausgabe von 4000 Thalern jährlich zum Ankaufe der Waaren, sie verglichen damit die nothwendigen Kosten, welche die Apotheke jährlich erfordert, sie gaben dem Apotheker, der, seines Geschäfts wegen, so viel rohe Waaren anzukaufen genöthigt ist, jährlich 2000 Thaler zur Unterhaltung seiner Familie und seines Hausstandes überhaupt, und fanden ein Verhältnifs des Einkaufspreises zu den Auslagen und deren Gewinn = 4 : 10. Sie gründeten dieses Verhältnifs auf eine Durchsicht verschiedener Handelsbücher der Apotheker, besonders auf eins, welches 20 Jahre genau durchgeführt war. Es bleibt also 4 : 10 das Grundverhältnifs, und der Preis aller rohen Arzneiwaaren wird danach bestimmt; nur beim Handverkauf kommen Bestimmungen nach 4 : 8 vor. Auch ist dieses Grundverhältnifs bei Arzneimitteln von einfacher Bereitung, z. B. geschnittenen, gestofsenen, beibehalten worden. Nur macht man davon eine Ausnahme sowohl für rohe Arzneimittel, als für einfach zubereitete, wenn die Waare im Ankaufe sehr wohlfeil ist, welche Erhöhung eine beigefügte Tabelle zeigt. Wegen des Abgangs beim Dispensiren rechnet man das Pfund im Ankaufe zu 13 — 14 Unzen im Verkaufe. Bei länger dauernden, schwierigen, verwikkelten Zubereitungen, wird ebenfalls nach der Art der Zubereitung jenes Verhältnifs erhöht; es werden nämlich die Ingredienzien nach Einkaufspreisen addirt, die gefundene Zahl wird dann nach dem Verhältnisse 4 : 11 oder 4 : 12 u. s. w, vermehrt, und nun durch die Ausbeute dividirt, um den Preis einer Unze u. s. w. zu erhalten. Zugleich wird dabei auf den Dispensationsverlust wie vorher Rücksicht genommen. Auch bei Zubereitungen sieht man nicht allein auf die Art der Zubereitung, sondern auf die Wohlfeilheit der Ingredienzien, und erhöht danach das Grundverhältnifs für den Verkaufspreis.

Gegen diese Taxe hat man im Allgemeinen zuerst eingewandt, dafs sie zu hoch sey. Sie ist allerdings hoch. Herr *Razen* in seinem Entwurf einer allgemeinen Arzneimittel-Taxe nach Grundsätzen, Heidelberg 1821, berechnet S. 12, dafs ein und dasselbe Arzneimittel von derselben Qualität nach der Badischen Arzneitaxe um 22 Fl. 13 Kr., nach der Darmstädter um 29 Fl. 20 Kr., nach der Frankfurter um 38 Fl. 52 Kr., nach der Preufsischen um 49 Fl. 15 Kr., und nach der Hannöverschen, als der höchsten, um 49 Fl. 39 Kr. verkauft werde. Man sieht hier beim ersten Blicke den Unterschied zwischen Süd-Deutschland und Nord-Deutschland. Die Bedürfnisse des Lebens sind nämlich weit theurer in Norddeutschland, als in Süddeutschland, wovon sogar jeder Durchreisende sehr bald überzeugt wird. Aber auch dieses abgerechnet, sind die Klagen der Badischen Apotheker über die Unbilligkeit der Taxe sehr grofs gewesen, und Hr. *Razen* zeigt, dafs bei dem Verkaufe einer und derselben Quantität und Qualität von Arzneimitteln, die Einnahme vom Jahre 1821 sich um 1016 Fl. 8 Kr. geringer stelle, wie im Jahre 1812, und dafs die Summe des Verlustes jene der Einnahme um 159 Fl. 32 Kr. übersteige. Hr. *Flachsland* hatte die Taxe für Baden entworfen in der Schrift: Apothekertaxe zur neu eingeführten preufsischen Pharmakopöe. Carlsruhe 1809.

Ein anderer Vorwurf, welchen man der preufsischen Taxordnung macht, beruht darauf, dafs in Berlin die Taxen für das ganze Land verfertigt werden, da doch in Berlin die Kosten der Unterhaltung gröfser sind, als in andern Städten, auch die Einkaufspreise verschieden von denen in Ostpreufsen und am Rhein. Die Apotheker in jenem Lande fanden die Taxe zu hoch, die Apotheker am Rhein zu gering. Ich bin allerdings der Meinung, dafs Ostpreussen, vielleicht auch Pommern und Westpreufsen, die Mark, Schlesien, die Rheinprovinzen, Polen u. s. w. besondere Taxen haben müssen. Nicht allein die Einkaufspreise erfordern eine Aenderung, sondern auch die Kosten der Unterhaltung der Apotheke, und es würde den Behörden in den Hauptstädten jener Provinzen leicht seyn, auszumitteln, ob das für Berlin gültige Grundverhältnifs auch dort gültig sey. Auf den Gränzen würde die Verschiedenheit der Taxe allerdings Unannehmlichkeit herbeiziehen, aber diese lassen sich nicht ändern; das kleinere Uebel mufs dem gröfseren Nutzen weichen. Die Grundsätze müssen dieselben bleiben; ihre Anwendung mufs sich nach den äufsern Verhältnissen richten. Nur darf kein Unterschied zwischen dem Apotheker in grofsen und kleinen Städten gemacht werden. Denn es wird das Grundverhältnifs von einem Apotheker hergenommen, welcher jährlich 4000 Thaler zum Einkauf von Arzneiwaaren verwendet, welcher ein Geschäft von 4000 Thalern macht, wie der Apotheker sagt, und danach wird sein Gewinn bestimmt. Dieser Gewinn fällt nun um so viel geringer aus, je geringer das Geschäft eines Apothekers ist, wie dieses in kleinen Städten der Fall in der Regel seyn wird. Auch weifs man, dafs selbst bei hohen Arzneitaxen der Apotheker in kleinen Städten, oder bei einem geringern Geschäft von diesem allein nicht reich, oft nicht einmal wohlhabend wird, und es bleibt das einzige Mittel, die Apotheker in kleinen Städten so zu erhalten, dafs sie das Geschäft nicht ganz vernachläfsigen, ihren Gewinn nach dem Gewinn in grofsen Städten zu berechnen. Ein Anderes ist es, wenn man Apotheker von gleich grossem Geschäfte mit einander vergleicht, wo es allerdings sehr auf die Wohlfeilheit des Ortes u. s. w. ankommt.

Sehr gegründet ist auch ein anderer Einwurf gegen diese Taxe. Es werden zu den Kosten für die Unterhaltung der Apotheke auch die Kosten gerechnet, welche Gehülfen, Lehrlinge, Arbeitsleute und ein Theil der Feuerung machen. Aber diese Gehülfen, Lehrlinge u. s. w. sind doch nur zur Verfertigung der zubereiteten Arzneimittel da, und doch wird für diese Zubereitung wiederum etwas gerechnet, indem man nämlich das Verhältnifs 4 : 10 erhöht. Offenbar wird also etwas doppelt gerechnet, und es ist nöthig, dafs diese Summen abgezogen werden. In der That ist dieses dadurch unschädlich geworden, dafs man das Grundverhältnifs für hohe Einkaufspreise berechnete, wie sie vor dem Jahre 1815 bestanden, und nachher niedrige Preise eintraten, wobei doch die Kosten der Unterhaltung nicht eben so erniedrigt wurden; aber gegründet bleibt der Vorwurf immer.

Ueberhaupt sollte das Grundverhältnifs von Zeit zu Zeit einer neuen Untersuchung unterworfen werden. Fallen die Preise der rohen Arzneimittel, und fallen die Kosten des Unterhalts sowohl der Apotheke als des Apothekers und seiner Familie, nicht in gleichem Verhältnisse, so leidet der Apotheker sehr. Steigen, umgekehrt, die Einkaufspreise, und steigen die Kosten des Unterhalts nicht in gleichem Verhältnisse, so leidet das Volk.

Hr. *Razen*, in der oben erwähnten Schrift, nimmt für den Einkaufspreis einen Durchschnittspreis von 12 Jahren an, welches bequem scheint, wenn nicht sonderbare Begebenheiten, wie die Continentalsperre, sich ereignen. Er theilt die rohen Arzneimittel in Klassen, und giebt dem Apotheker von jeder Unze einen bestimmten Gewinn, einen geringern von den wohlfeileren, einen gröſsern von den theuerern. Aber dieser Gewinn ist ganz willkührlich bestimmt. Eben so scheinen mir in den Schriften von Herrn *Hänle*: Entwurf zu einer allgemeinen und beständigen Apothekertaxe, Frankfurt 1818, und *Markus* System einer Arzneitaxe nach Procenten, Erlang. 1821, die Bestimmungen zu willkührlich. Meiner Meinung nach ist ein Grundverhältniſs durchaus erforderlich, um die Taxe nach Gründen und nicht bloſs willkührlich zu bestimmen.

Darum scheint es mir auch zweckmäſsiger, wenn die Zubereitung der Arzneimittel nicht besonders bezahlt wird, wie es gewöhnlich geschieht, sondern wenn man auch hier das Grundverhältniſs als Norm annimmt, wie es in der preuſsischen Taxe geschehen ist. Aber die Verfasser derselben verfahren bei Erhöhung des Grundverhältnisses willkührlich. Hier sind die mechanischen Zubereitungen von den chemischen zu unterscheiden. Um die Erhöhung des Grundverhältnisses für jene zu finden, muſs man zu den Kosten, welche die Unterhaltung einer Apotheke überhaupt macht, und zu dem Gewinne die Kosten fügen, welche die Unterhaltung der Arbeitsleute, Gefäſse u. s. w. verursacht, und daraus das Grundverhältniſs suchen. Eben so verfährt man, um das Grundverhältniſs für die chemischen Zubereitungen zu finden, indem man die Kosten für den Defectarius, Arbeitsleute, Gefäſse, Feuerung u. s. w. hinzurechnet. Im Grunde ist kein Unterschied zwischen leichtern und schwierigern Arbeiten, denn, die Zuthaten abgerechnet, ist es für die Auslagen des Apothekers einerlei, ob der Gehülfe vorsichtiger, oder weniger vorsichtig dabei verfahren muſs, auch ob er längere oder kürzere Zeit darauf verwendet; einen Gehülfen muſs der Apotheker doch haben, wenn das Geschäft einigermaſsen bedeutend ist. Für die Taxe der zubereiteten Arzneien ist es aber durchaus nothwendig, daſs die Ausbeute in der Pharmakopöe angegeben werde, damit nicht die Bestimmung der Willkühr derer überlassen bleibe, welche die Taxe machen. Es ist dieses bisher noch in keiner Pharmakopöe geschehen.

Das Grundverhältnifs mufs bleiben, aber zum Besten des Publikums mag es auf der einen Seite erniedrigt werden, indem es auf der andern verhältnifsmäfsig erhöht wird. Eine kleine Erhöhung des Preises bei wohlfeileren Mitteln wird man sich gern gefallen lassen, indem theure Arzneimittel desto mehr, das heifst verhältnifsmäfsig im Preise erniedrigt werden. Die preufsische Arzneitaxe hat dieses hier und da schon gethan, es läfst sich aber mit Nutzen noch weiter anwenden.

Die Unbequemlichkeit, dafs der Gewinn der Apotheker mit dem Einkaufspreise steigt oder fällt, hat Herrn *Geiger* auf den Gedanken gebracht, ein Taxverfahren zu ersinnen, welches jene Unbequemlichkeit nicht hat. S. dessen Ideen über eine Apothekertaxe von *Ph. L. Geiger*; Heidelb. 1819. Alles Schwankende und Unsichere fällt weg, sagt er, wenn man dem Apotheker auf ein bestimmtes Gewicht (jedoch in Beziehung auf die Menge, welche in der Regel verschrieben wird), ohne Rücksicht auf den Einkaufspreis, einen festgesetzten gleichen Gewinn zuläfst. Gewifs ein sinnreicher Vorschlag. Aber wie will man diesen Gewinn bestimmen, ohne Unbilligkeit für das Publikum, oder den Apotheker? Doch wohl nur dadurch, dafs man Rücksicht nimmt, was der Apotheker an dem gegebenen Orte und zur gegebenen Zeit zur Unterhaltung seiner Apotheke jährlich verbraucht. Da nun gar keine Taxe denkbar ist, ohne auf den Einkaufspreis Rücksicht zu nehmen, wenn auch der Gewinn danach nicht bestimmt wird, da man ferner auf die nothwendigen Ausgaben des Apothekers sehen mufs, um ihm keinen in zwiefacher Rücksicht unbilligen Preis zu bestimmen, so scheint es mir, als ob man auch hier darauf zurückkehren müsse, ein Normalverhältnifs zwischen Einkauf und Verwendung zu suchen, wie es für jede andere billige Taxe erforderlich ist.

Berlin, gedruckt bei A. Petsch.

FSC
www.fsc.org
MIX
Papier | Fördert gute Waldnutzung
FSC® C083411

Zeitfracht Medien GmbH
Ferdinand-Jühlke-Straße 7
99095 Erfurt, Deutschland
produktsicherheit@kolibri360.de